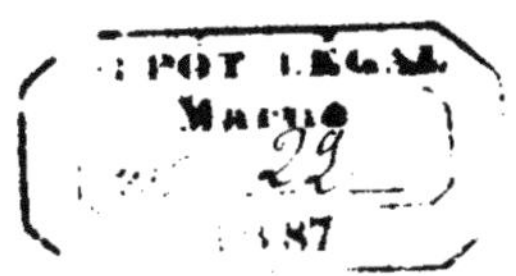

DE
L'ÉRYTHÈME SOLAIRE
CHEZ LE CHEVAL

Par M. H. BOISSE

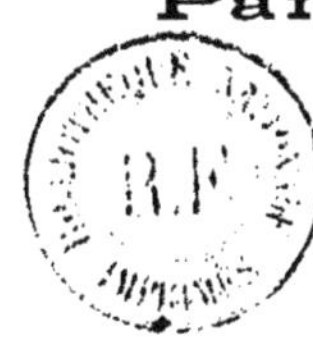

Vétérinaire en second au 22me Dragons,

« Supprimez les rayons chimiques
« du spectre solaire et l'Erythème
« cutané disparaîtra. »
JACCOUD.

Ce Mémoire, présenté au Concours des Vétérinaires militaires (Année 1884), a obtenu une mention honorable.

REIMS
IMPRIMERIE ET LITHOGRAPHIE MATOT-BRAINE
(Henri MATOT, Fils et Successeur)
6, Rue du Cadran-Saint-Pierre, 6

1887

A MA TANTE

MADAME VEUVE ELIE AUGAY,

Reconnaissance et affection.

Henri BOISSE.

11 Janvier 1887.

AVANT-PROPOS

Pendant un séjour de plus de trois années, en Tunisie et en Algérie, notre attention a été vivement frappée par le grand nombre de cas d'Erythème solaire que nous avons remarqués sur le cheval.

A notre retour en France, un de nos premiers soins a été de compulser nos livres didactiques, nos publications périodiques et autres, dans l'espoir d'y trouver des renseignements sur cette affection assez curieuse. Notre surprise a été grande en ne rencontrant nulle part de description exacte de cette maladie; cependant, sa symptomatologie, et surtout son étiologie, sont excessivement intéressantes.

Lafosse, dans son *Traité de Pathologie vétérinaire*, consacre à peine quelques mots à l'Erythème solaire. Il dit cette affection assez fréquente chez les bêtes bovines nouvellement tondues, et chez les chevaux à robe claire. La brièveté des indications données par le savant professeur de l'école de Toulouse, prouve évidemment qu'il n'en a observé que des cas rares et très bénins; aussi, au lieu de faire de la clinique vétérinaire pure, a-t-il plutôt compilé judicieusement les connaissances acquises sur ce sujet par les pathologistes humains.

M. Reynal, dans le *Dictionnaire pratique de médecine, de chirurgie et d'hygiène vétérinaires*, déclare qu'il n'a jamais observé un seul exemple d'Erythème solaire sur le cheval et qu'il n'en a pas trouvé de relations dans les nombreux rapports de la clinique d'Alfort. Il signale cette lacune aux vétérinaires qui auraient observé cette maladie.

Par les quelques mots que lui consacre Zundel, dans le *Dictionnaire d'Hurtrel d'Arboval*, on s'aperçoit bien vite que l'affection lui est inconnue. Il confond d'ailleurs l'Erythème solaire et l'Erysipèle, maladies cependant bien différentes. En outre, sa description généralise tous les mammifères domestiques (*cheval*, *porc*, *mouton*, *chien*, *chat*, *bœuf*). Du tout, il en résulte une confusion malheureuse, et l'esprit distingue difficilement, dans ce chaos, la part exacte qui revient au cheval.

On trouve dans le *Recueil de médecine vétérinaire*, année 1849, la relation par Verheyen d'une maladie cutanée désignée sous le nom de *Maladie des peaux blanches*. Cette affection, observée épizootiquement en 1841-42-43, sur les chevaux de plusieurs provinces prussiennes, s'est toujours montrée sur les parties blanches, là où il n'y avait pas de pigment qui les préservât de la chaleur du soleil ; elle disparaissait ou était prévenue si on gardait les animaux dans l'obscurité ou si on changeait leur régime. M. Mégnin attribue cette affection à l'ingestion de fourrages artificiels verts, affectés d'albigo et de miellat (*espèces de cryptogames*). Il la compare à l'Erythème pellagreux de l'homme, car elle cessa aussitôt que les fourrages eurent été lavés par une averse.

Schlaechter et Hollender ont vu la même maladie sur les bêtes bovines.

Pangoué, dans le même recueil, année 1861, cite trois cas à peu près semblables dus à une nourriture composée par moitié de mille-pertuis et de sarrazin ; il attribue les accidents vertigineux et surtout la coloration « *lie de vin de tout le ladre du bout du nez* » à l'huile essentielle que renferment les feuilles et les sommités fleuries de ces plantes.

M. Mégnin, dans le *Recueil d'hygiène et de médecine vétérinaires militaires* (1866), décrit sommairement l'Erythème solaire, et, avec Dupont, de Bordeaux, il s'élève fortement contre la tendance qu'ont les vétérinaires, de faire de l'Erythème et de l'Erysipèle, une même maladie.

Les notions acquises dans notre médecine sur l'Erythème solaire sont donc éparses, et, disons-le, confuses, incomplètes : l'affection est mal connue. Sans doute, cette lacune tient, à ce qu'il n'y a guère que les vétérinaires de notre colonie africaine qui aient pu l'observer fréquemment, et, nous ne sachons pas, qu'aucun d'eux l'ait jamais décrite. C'est ce qui nous a décidé à publier ce travail sans autre prétention que celle d'être utile à nos confrères et de contribuer à la solution d'un problème de pathologie.

Nos observations ont porté sur plus de cinquante chevaux de race arabe ou africaine, appartenant, soit au régiment de cavalerie auquel nous appartenions alors (11e Hussards), soit aux escadrons de divers régiments faisant colonne avec nous.

La plupart de ces chevaux avaient été ramenés de France pour faire la campagne ; les conditions nouvelles dans lesquelles ils se sont subitement trouvés, en Afrique, ont eu une grande influence sur la manifestation de la maladie. Cette question sera d'ailleurs examinée plus longuement au chapitre de l'Etiologie.

En terminant ce chapitre, disons que l'Erythème solaire du cheval est parfaitement connu des Arabes. Tous les officiers qui ont voyagé dans le Sud l'ont également constaté et lui donnent vulgairement le nom de *Coup de soleil*.

Chez l'homme, l'affection est très fréquente, surtout dans les pays chauds. La symptomatologie et l'étiologie ont, dans les deux espèces, beaucoup de points de ressemblance.

DE

L'ÉRYTHÈME SOLAIRE

CHEZ LE CHEVAL

Nature et définition de la Maladie

Nous croyons devoir nous expliquer sur la dénomination d'Erythème (ἐρύθημα, rougeur) donnée à cette affection, et mettre en garde contre la confusion régnant à son sujet dans les écrits des auteurs vétérinaires. La plupart d'entre eux la désignent en effet sous les noms d'*Erysipèle solaire*, d'*Erysipèle par insolation* (Reynal), voire même d'*Herpès labial* (Bonnet).

Quelle que soit leur opinion sur cette maladie, nous la croyons d'un genre nosologique et clinique parfaitement défini ; il n'y a pas d'assimilation possible entre ces deux entités morbides : la nature, l'identité d'origine, le traitement même, tout est différent.

En effet, d'après des découvertes récentes, le mot Erysipèle implique immédiatement l'idée d'une maladie spécifique, contagieuse, transmissible par voie d'inoculation. Tout récemment (1881), Fehlsein a découvert le microcoque de cette affection ; il l'a cultivé dans des milieux artificiels, et les produits de culture ont donné, par inoculation, la maladie type à l'homme et au lapin. Voilà donc déjà un point capital qui différencie l'Erysipèle de l'Erythème, lequel n'est nullement contagieux. Tout démontre, au contraire, que l'Erythème solaire n'a rien d'infectieux, que c'est une affection externe, locale, inflammatoire ou congestive, qu'on peut assimiler à une brûlure à des degrés variables. En un mot, c'est une *cutite* d'origine purement thermique, une phlegmasie simple de la peau ou des éléments qui entrent dans sa composition. Loin de se préserver d'elle-même, elle peut récidiver en quelque sorte indéfiniment sur le même sujet et les accidents généraux qu'elle engendre ne sont que des épiphénomènes.

D'autre part, l'Erysipèle est une maladie qui va « progressant de proche en proche » (Zundel) ; ceci implique forcément une marche envahissante dont les limites peuvent être extrêmes. L'Erythème, au contraire, a des bornes généralement restreintes, son domaine ne s'étend pas au delà des régions décolorées de la peau ; il serait donc possible de le délimiter à l'avance.

D'ailleurs, la distinction que nous cherchons à établir est aujourd'hui hors de conteste en médecine humaine : se refuser à l'admettre en médecine vétérinaire serait consacrer une hérésie médicale.

Nous définissons l'Erythème solaire :

Une affection inflammatoire, superficielle ou profonde de la peau, se produisant sous l'influence d'un soleil ardent et se localisant aux régions privées de pigment. Elle se manifeste extérieurement par une tuméfaction douloureuse plus ou moins apparente, une rougeur plus ou moins dissimulée par les poils ; elle se termine par une desquamation superficielle, et, dans les cas extrêmes, par une chute étendue et plus profonde du tégument externe.

Dans la description que nous allons faire de cette maladie, nous procéderons du simple au composé, englobant ainsi graduellement et sans les caractériser d'une manière particulière, l'*Erythème simple*, *phlegmoneux*, *œdémateux* et *gangréneux* de quelques vétérinaires. Ce ne sont là, évidemment, que des degrés variables, des formes de plus en plus accentuées d'une même affection.

Nous laisserons également de côté l'étude de l'*Erythème symptomatique*, que nous n'avons pas rencontré. Les affections que nous avons constatées étaient idiopathiques, nullement liées à un état général asthénique, diathésique, ou prédisposant ; elles étaient toutes le résultat d'une cause spéciale irritante : *la chaleur solaire*.

Symptômes

Les symptômes sont généraux et locaux.

Symptômes généraux. — On ne les observe que dans les cas sérieux, lorsque l'Erythème est très étendu, qu'il occupe par exemple toute la face. Ils manquent généralement ou passent inaperçus, lorsque la maladie est simple, limitée. D'ailleurs, le retentissement fébrile n'est pas toujours saisissable chez le cheval, quand il est peu marqué.

Lors d'Erythème solaire grave, le malade est triste, abattu ; il y a une expression de malaise, une fatigue générale; cet état d'assoupissement s'accompagne parfois de céphalalgie plus ou moins intense. Le pouls est fréquent, l'artère pleine, dure. Il y a inappétence ; les grains sont refusés, les boissons seules sont prises avec assez de satisfaction. Le retentissement des symptômes généraux est assez accusé du côté des organes digestifs, les crottins deviennent petits, coiffés, durs. Nous nous souvenons que chez quelques chevaux ayant de la tendance à la diarrhée, les crottins étaient devenus denses très rapidement.

A mesure que la maladie fait des progrès, ces symptômes généraux se modifient : ou, ils augmentent d'intensité avec les complications, ou, ils s'amendent et disparaissent même longtemps avant la guérison de l'affection locale.

Symptômes locaux. — Pour la facilité de l'étude et la clarté de la description, nous les classerons en trois périodes :

1° Période de début.
2° Période d'état.
3° Période de déclin.

Période de début. — L'Erythème solaire est rarement facile à diagnostiquer au début ; ce n'est guère que 18 ou 24 heures après l'action de la cause occasionnelle, que l'on peut porter un diagnostic certain de la maladie. Voici cependant ce que nous avons remarqué sur les sujets ayant ultérieurement présenté cette affection : symptômes généraux de tristesse, d'abattement, de lourdeur ; les chevaux, habituellement chatouilleux à l'éperon, deviennent insensibles et ne répondent que faiblement aux stimulations de leur cavalier. Ces prodromes, communs à nombre de maladies, augmentent beaucoup dès l'arrivée à l'étape. A ce moment, les chevaux à robe foncée présentant des balzanes, piétinent doucement sur place, et lèvent successivement les membres malades. Le lever du membre a lieu mollement, lentement, le réflexe est doux comme à la suite d'un attouchement délicat, sourd. Arrivés à une certaine hauteur, les membres antérieurs malades sont projetés fortement, brusquement en avant ; les membres postérieurs, vigoureusement en arrière. Quand deux membres, en diagonale, sont affectés d'Erythème, le cheval les soustrait successivement à l'appui. Si les membres postérieurs seuls sont atteints, l'appui a lieu sur l'un d'eux, l'autre traînant à terre, simulant la position d'un cheval affecté de luxation de la rotule. Le malade tourne sur lui-même en prenant comme pivot le membre à l'appui, puis, brusquement, la détente du membre au soutien s'effectue, et pareil manège se répète sur le membre opposé. Cet état dure quelquefois plus d'un jour.

Certains chevaux très sensibles, très irritables, ou fortement affectés, ont une réaction plus violente, des symptômes plus véhéments. Ils piétinent, s'agitent, se tournent, grattent le sol, lancent des coups de pieds ; ils sont dans une exaspération générale.

La peau, à ce moment, ne présente encore aucun signe pouvant faire soupçonner la maladie qui, plus tard, va se déclarer.

Si, aux prodromes décrits, on ajoute les symptômes généraux de vitesse, de force du pouls, d'inappétence, on peut parfaitement confondre l'Erythème solaire, commençant, avec des coliques. Nous avouerons même nous être trompé et avec nous un vieux praticien.

A mesure que l'affection progresse, un prurit intense se manifeste vers les parties érythémateuses. Les malades accusent de violentes démangeaisons qui les excitent à se frotter la tête contre les membres antérieurs ou sur le corps d'un de leurs voisins. Si le mal siège aux membres, ils y portent la langue, les lèvres, et même les dents.

Ces symptômes s'observent vers les quatre ou cinq heures du soir, et se prolongent pendant la nuit. Leur apparition vers le soir tient à ce que la cause déterminante agit surtout le matin ; pendant le laps de temps qui sépare son action des premiers prodromes, les chevaux sont, ou en marche, ou au travail, et ces prodromes passent inaperçus.

La fraîcheur, le calme de la nuit, apportent un peu de bien-être aux malades, qui, fatigués, prennent alors un repos nécessaire.

Le lendemain donc, à la diane, les agités de la veille sont plus tranquilles, la douleur a disparu, et l'affection semble s'être complètement amendée. A peine voit-on, de ci de là, quelques chevaux se frotter légèrement, et, la marche un peu raide au départ, ne tarde pas à devenir tout à fait physiologique.

Mais vers les neuf ou dix heures du matin, à cet instant incommode, où, en Afrique, les rayons du soleil sont si ardents et si désagréables, il se produit sur les chevaux frappés d'Erythème à la face un phénomène bizarre, trés remarquable. Tous ont l'encolure animée d'un mouvement rapide, brusque, incessant de flexion et d'extension ; plusieurs se jettent violemment en avant, baissant la tête au risque de désarçonner leur cavalier. Ces mouvements si caractéristiques d'*encensement* ont lieu pendant la marche et rien n'est plus curieux pour l'observateur que de voir ces malheureux chevaux se livrer à cet incessant manège. Pendant les haltes, il persiste chez quelques-uns, tandis que d'autres, tourmentés, agités, tournent sur eux-mêmes et mettent tout en œuvre pour arriver à se frotter. Évidemment, ces mouvements d'*encensement* ont pour but de soulager, de calmer la douleur et remplacent ainsi les frottements auxquels se livreraient les malades, si on les laissait libres.

A ce moment, les doutes ne sont plus possibles, la maladie se reconnaît parfaitement : elle est arrivée à sa deuxième période.

Période d'état. — A cette période, qu'on pourrait encore appeler période d'*augmentation* ou de *progrès*, l'état local est bien mieux accentué.

Si l'affection siège à la face et particulièrement à l'extrémité inférieure de la tête, il y a sécrétion abondante de salive, qui s'écoule mousseuse vers les commissures des lèvres et sur les branches du mors; la bouche est chaude, on croirait à une maladie ou à une blessure de cette région.

Les parties érythémateuses sont chaudes, douloureuses, congestionnées, le malade se défend vigoureusement, quand les pressions exploratives deviennent un peu fortes.

La maladie achève de se dessiner par l'apparition de la *rougeur*. L'examen attentif des régions malades, surtout chez les sujets à peau fine, à poils clairs et fins, à ladre étendu, décèle une différence de coloration bien marquée avec les surfaces voisines saines. Cette teinte, d'un rouge rosé, est beaucoup moins évidente chez les individus à peau épaisse, mais elle n'en existe pas moins. Nous tenons essentiellement à faire remarquer que cette rougeur n'atteint jamais le même degré d'éclat que chez l'homme : la peau trop dense du cheval ne se prête pas à des transitions si accentuées.

Dans les cas d'Erysipèle, la peau est marbrée de taches rouges, circonscrites, bien délimitées, reposant sur un fond blanc, tandis que dans l'Erythème, la surface est uniformément rouge. Cette couleur se fonce avec les progrès de la maladie ; plus tard, elle devient brunâtre, noirâtre, tout en conservant une teinte légèrement jaunâtre. Ces changements de nuances sont dus, comme on sait, à la décomposition des globules sanguins extravasés formant ecchymose. Quand la rougeur est le fait d'une simple congestion hyperhémique de la peau, elle disparaît par la pression pour réapparaître bientôt; quand elle provient d'une extravasation de sang, hors des capillaires déchirés, la rougeur s'efface plus difficilement.

Presque en même temps que la rougeur, un *œdème* se montre. D'abord peu perceptible, insignifiant, diffus, il devient, dans certains cas, plus ou moins saillant, chaud, et conserve l'empreinte du doigt. Quand il y a phlegmon, il prend des proportions considérables, dépassant de beaucoup les simples limites de l'infiltration habituelle (*Erythème phlegmoneux ou œdémateux*). En vertu de la pesanteur, la sérosité qui le constitue s'accumule dans les parties déclives (*bout du nez*, *lèvre supérieure*, *houppe du menton*, *boulet*, *paturon*). L'œdème des membres se montre surtout en arrière du boulet et sur les côtés : il est bien moins prononcé en avant où la peau trop tendue se prête peu à son extension.

Vers la tête il acquiert, suivant la gravité ou l'étendue de la maladie, des dimensions variables. Quand l'Erythème est vaste, la face se tuméfie, s'engorge, le chanfrein devient volumineux, arrondi, tendu ; les narines, fortement enflammées, représentent deux épais bourrelets tuméfiés empêchant presque complètement le passage de l'air. La respiration est alors laborieuse, le flanc saccadé, tumultueux. Dans cet état, l'aspect du malade est caractéristique, son facies se modifie étrangement, sa forme rappelle celle d'un cheval atteint d'Anasarque, et inspire la plus profonde pitié.

Quand il y a Erythème des paupières, elles sont injectées, tuméfiées, tombantes, et simulent d'énormes bourrelets.

L'œdème de l'Erythème se fond insensiblement avec les parties voisines sans présenter le liseret si remarquable de l'Anasarque ou de l'Erysipèle.

Pendant la période d'invasion, il progresse, augmente de volume pour ne diminuer qu'à la période de déclin de la maladie, ou quand la suppuration se montre. Dans les cas bénins, l'œdème disparaît peu à peu par résolution, et la place qu'il occupait est limitée à une portion d'épiderme irrégulière, déchiquetée, jaunâtre, qui se ridera, se parcheminera, et tombera plus tard.

C'est l'Erythème *solaire simple* ou *fugace* de quelques auteurs. Cette chute a lieu, soit par simple desquamation, soit après une légère exudation superficielle. Il y a parfois plusieurs chutes d'épiderme alternant avec des reproductions successives.

Lorsque la maladie est violente, que la cause occasionnelle a agi avec une grande intensité, les symptômes sont plus marqués. La peau se couvre de petites vésicules remplies d'une sérosité citrine, qui, tantôt est résorbée, tantôt s'épanche par suite de la rupture de l'épiderme. Il y a dans ce dernier cas un suintement séreux ou séro-purulent susceptible de se solidifier et de former croûte. Il en résulte une véritable dermite avec mortification partielle de la peau. (*Erythème gangréneux*). La suppuration est assez fréquente après une récidive, alors que l'épiderme, jeune, mal formé, est par conséquent très sensible. Elle n'existe pas sur toute l'étendue des parties affectées, mais principalement dans les points centraux : au front, aux commissures des narines où elle devient même considérable.

Aux membres la suppuration s'accumule dans les plis du paturon et y détermine des crevasses profondes, qui constamment irritées, gagnent en largeur et en profondeur.

Autour de la face et principalement des lèvres et du bout du nez, il se forme de petites crevasses saignantes. M. Mégnin admet que ces gerçures sont probablement dues aux frottements suscités par les démangeaisons. Nous croyons cependant qu'il faut, dans leur formation, accorder une large part à l'action irritante du pus qui s'accumule dans les sillons où la peau se plisse, et détermine ainsi une action irritante intense.

Dans ces cas graves, la douleur devient considérable, la sensation de prurit intolérable ; les malades se frottent, se mordent et vont même jusqu'à provoquer des excoriations et des destructions de la peau.

Après quatre ou cinq jours, la sérosité fournie par les surfaces dénudées se dessèche et forme des croûtes qu'on a nommées, fort improprement à notre avis, *plaques érythémateuses*. Ce ne sont pas, en effet, de véritables plaques, mais de simples concrétions séro-purulentes. Ces croûtes sont ridées, parcheminées, tenaces, recoquillées sur leurs bords, de forme, d'épaisseur et d'étendue variables. Lorsqu'elles existent sur le front, elles sont larges, épaisses ; sur les membres obligés à de plus grands mouvements, autour des yeux et des narines, elles sont de dimensions moindres. Dans le principe, elles adhèrent fortement aux tissus sous-jacents par continuité de tissu et par les poils qui les traversent, les enchaînent.

Période de déclin. — La troisième période est caractérisée par la résolution de la tuméfaction et des ecchymoses, par la chute des croûtes et enfin par la rénovation hypodermique et pileuse.

Les régions affectées reprennent peu à peu leur netteté et leur sensibilité normales ; les croûtes dont elles étaient couvertes tombent, soit violemment à la suite de frottements, et en produisant de petites hémorrhagies, soit naturellement. Elles disparaissent plus rapidement à la face qu'aux membres. Tantôt les poils qui les retenaient abandonnent leurs follicules, tantôt ils se cassent à leur émergence de la peau et s'en vont avec les produits agglutinés des sécrétions.

Les poils repoussent habituellement avec leur couleur et leur direction primitives. Cependant nous les avons vus, surtout aux extrémités et quand la maladie avait été longue, prendre une position perpendiculaire à la peau, et rappeler ainsi les traces laissées par les eaux-aux-jambes. Dans ces cas, la peau s'épaissit, perd sa souplesse, les poils deviennent rudes et grossiers, lavés et ternes.

Le premier épiderme formé sous les croûtes n'a qu'une durée éphémère ; il ne tarde pas à se détacher en larges lambeaux sur la face, et en fines furfures autour du nez, des lèvres et des membres. En se détachant, il emporte encore avec lui des poils fins et courts, quelquefois cet état exfoliatif dure de longs mois ; il y a alors une véritable dermite chronique accompagnée d'engorgements froids des membres rendant le cheval sensible au départ.

Tels sont les symptômes offerts par le cheval atteint d'Erythème solaire.

Ce tableau répond aux formes les plus communes de cette maladie, mais elle est susceptible de présenter des complications qui lui font éprouver des variations importantes dans sa marche et ses terminaisons. L'affection perd alors ses caractères propres pour lui substituer ceux de la maladie nouvelle. Nous allons esquisser chacune de ces complications.

Complications

Complication d'un nouveau coup de soleil. — Ce cas se présente quand la première affection n'a pas eu le temps de se guérir complètement, et que l'épiderme de récente formation n'a pas acquis un degré suffisant de résistance à l'action solaire. Parfois, cependant, sous l'influence persistante de la même cause, la maladie peut se prolonger et présenter des alternatives d'amélioration et d'exacerbation. La récidive et l'action réitérée de la cause, doublent l'intensité des symptômes et prédisposent à la suppuration les parties érythémateuses.

Complication d'adénite. — Trois fois, nous avons constaté des adénites suppurées de l'auge. La gorge est tuméfiée, chaude, douloureuse ; les ganglions sont noyés dans une induration plus ou moins considérable. A un moment donné, l'empâtement du tissu conjonctif sous-cutané, et surtout la fluctuation viennent faire connaître l'existence d'une collection purulente. Dans ce cas, l'état général est plus fortement atteint, la douleur plus intense, la maladie se prolonge davantage.

Complication de catarrhe nasal. — Quand l'inflammation a été violente, l'Erythème de l'extrémité inférieure du bout de la tête se propage jusqu'à la muqueuse pituitaire. Cet état se traduit par des ébrouements fréquents, un peu de toux et un jetage abondant qui vient se collectionner aux commissures des narines.

La maladie peut également irradier jusqu'à la muqueuse buccale et occasionner cette salivation abondante ainsi que cette chaleur de la bouche, dont nous avons parlé au chapitre de la symptomatologie.

Si l'on se rappelle les analogies de texture et de fonction, qui existent entre les muqueuses et la peau, il n'y a rien d'étonnant dans cette extension. D'ailleurs on peut admettre logiquement que la cause occasionnelle, est quelquefois assez intense pour manifester son action jusque dans ces parties à l'abri direct des rayons solaires.

Complication de méningo-encéphalite. — La complication la plus redoutable que nous ayons eu à combattre est la méningo-encéphalite. Nous l'avons observée deux fois ; un des malades a guéri, l'autre a succombé. Voici sommairement exposés les symptômes que nous avons remarqués. La maladie débute graduellement et arrive très vite à une extrême violence. Le facies contracté indique une douleur sourde, une céphalalgie intense ; les yeux sont injectés, brillants, la tête semble lourde ; il y a photophobie ; les mâchoires sont serrées. Les malades ont des mouvements convulsifs, pendant lesquels ils se jettent brusquement en avant ou de côté, en opérant de violentes battues des membres antérieurs. Ceux-ci sont raides, contractés. La respiration est bruyante, saccadée, irrégulière ; les muqueuses sont cyanosées, le pouls accéléré, l'artère, pleine et tendue. Il y a des rémittences de quelques minutes, avec coma profond, bientôt suivis de paroxysmes violents.

Les malades sont difficiles à maintenir à cause de leurs brusques mouvements ; on arrive pourtant à s'en rendre maître au moyen de deux longes passées au licol et tenues solidement à distance par plusieurs aides.

La saignée, les aspersions d'eau froide sur tout le corps et principalement la tête ont été les bases du traitement. L'un des malades s'est rétabli sans présenter ultérieurement aucun symptôme nerveux ; l'autre a succombé après une journée de maladie et pendant un accès. L'autopsie n'a pas pu être faite, la colonne étant en marche au moment de la mort.

Complications possibles. — Quelques auteurs vétérinaires signalent comme complications de l'Erysipèle par insolation (*désormais Erythème*), des épanchements séreux dans les plèvres, le péritoine et le péricarde, des congestions du foie, de la rate et du poumon. Nous n'avons jamais eu l'occasion de rencontrer de pareilles complications, véritables métastases.

Miquel, dans le *Journal des vétérinaires du Midi*, a décrit une métastase remarquable du côté des voies digestives. Le malade était fortement constipé, faisait des efforts inouis pour expulser un ou deux crottins secs, durs, petits, coiffés, sanguinolents, adhérents à la muqueuse, qui, fit hernie au dehors ; les épreintes étaient violentes et répétées. Des frictions irritantes sur les tumeurs érythémateuses pour y rappeler l'inflammation, des scarifications dans la muqueuse rectale, des breuvages anodins et fortement miellés amenèrent la convalescence et guérirent.

Quant à nous, nous n'avons à signaler qu'un peu d'entérite sans gravité. Ce retentissement du côté des organes digestifs tenait plutôt à un état général fiévreux qu'à une métastase bien accentuée.

Chez l'homme, les complications sont mieux connues. Le docteur O. Larcher a signalé dans le cas de brûlures étendues, des ulcérations intestinales. Dupuytren avait précédemment démontré que les brûlures vastes déterminaient des congestions internes, de véritables inflammations des organes splanchniques, même les plus éloignés de la brûlure. Vallin, dans ses *Expériences sur l'insolation*, a trouvé chez l'homme et chez les animaux des altérations des fibres musculaires, du cœur principalement.

Reynal, dans le cas d'Erythème suppuré des membres écrit ceci : « Alors l'état général s'aggrave d'autant plus que les foyers purulents sont plus nombreux : les muqueuses rougissent ; une inflammation gastro-intestinale s'allume ; la prostration fait des progrès rapides, et le malade meurt épuisé par une diarrhée abondante et fétide. » Nous sommes convaincu qu'il y a là pure imagination ; la maladie solaire ne prend jamais de tels caractères, et les symptômes décrits n'acquièrent pas une semblable gravité.

Marche — Durée — Terminaisons

L'Erythème solaire a une marche aiguë, régulière à moins de complications. Dans ce dernier cas, le cours de l'affection est subordonné aux épiphénomènes qui surviennent.

Lors de maladie bénigne, on voit ordinairement, au bout de huit jours, l'affection disparaître complètement. Quand l'Erythème est violent, étendu, suppurant, la durée peut être de deux ou trois semaines. Les complications de dermite chronique des membres peuvent se prolonger pendant plusieurs mois.

Les terminaisons de l'Erythème non compliqué sont : la *résolution*, la *desquamation*, la *suppuration*.

La *mort* peut survenir par le fait d'une complication.

Dans le cas de terminaison par résolution, l'œdème se résorbe, une couche légère d'épiderme se desquame et tombe. La disparition de l'œdème coïncide avec celle de la douleur. Quand l'Erythème est bénin, il ne reste aucune trace après la chute des squames ; un peu plus intense, il laisse à sa place de petites taches ecchymotiques. Quand il y a eu extravasation de sang par suite de la rupture des capillaires, la terminaison définitive se fait attendre plus longtemps et le sang, épanché dans le derme, demande plusieurs poussées successives d'épiderme avant de disparaître.

Quand il y a suppuration, la durée de l'affection est subordonnée à sa gravité, des croûtes se forment, se dessèchent, tombent ; l'épiderme se reforme plusieurs fois de suite et tout rentre dans l'ordre normal.

Des complications graves, mais rares, sont les causes ordinaires des terminaisons mortelles.

Siège

L'Erythème solaire ne se montre que sur les parties blanches ou ladres de la peau du cheval.

Le siége ordinaire de cette maladie est la face. C'est là, en effet, qu'on trouve le plus fréquemment du ladre ou du blanc sous forme de pelote, étoile, liste, belle face, etc. C'est en outre dans cette région qu'on rencontre réunies ces deux conditions prédisposantes : finesse et vascularité de la peau. Enfin, par sa position, la face est des parties du cheval une de celles la plus directement exposée aux ardeurs des rayons solaires. Cette triple condition la rend particulièrement susceptible à l'égard de l'Erythème.

Les membres affectés de balzanes sont également très souvent atteints par l'affection, car il est remarquable que la peau au niveau des balzanes est presque toujours dépigmentée, ladre, ce qui entraîne, comme on sait, la couleur blanche de la corne.

Nous n'avons que très rarement constaté l'Erythème généralisé; dans ce cas, il se localise par places peu étendues et se remarque sur les chevaux à robe très claire, ayant beaucoup de ladre, peu de pigment, affectés en quelque sorte d'albinisme. Nous n'avons jamais observé l'Erythème solaire à la face interne des cuisses, ni sur les organes génitaux, bien que la peau y soit quelquefois blanche, ladre, toujours d'une grande finesse, riche en vaisseaux, en tissu conjonctif, et, privée de graisse. Cela tient probablement à la position cachée, ombragée, de ces régions et surtout à l'enduit sébacé qui les protège contre le soleil.

Diagnostic

Le diagnostic de l'Erythème solaire est difficile au début, et, chose que nous avons déjà signalée, on peut le confondre alors avec des coliques.

Ce n'est guère que vingt-quatre heures après l'action de la cause déterminante que l'observateur non prévenu peut porter un diagnostic certain.

Pour assurer ce diagnostic, on ne devra pas perdre de vue les faits suivants :

1° C'est pendant la saison chaude, surtout au printemps, que la maladie se montre le plus communément; 2° l'Erythème solaire atteint généralement un grand nombre de chevaux à la fois ; 3° son apparition succède presque toujours à une marche dans la direction du soleil levant; 4° les parties atteintes sont toutes privées d'une partie de leur pigment; 5° les régions malades sont chaudes, sensibles; elles deviennent le siège d'un prurit, accusé par des frottements, des démangeaisons variables en intensité.

En faisant la synthèse de ces remarques, on arrivera facilement à un diagnostic sûr.

Diagnostic différentiel de l'Erythème et de l'Erysipèle

Nous allons, dans le tableau ci-dessous résumer les caractères propres à chacune de ces deux affections et montrer les différences considérables qui les séparent l'une de l'autre.

Erythème	Erysipèle
Maladie inflammatoire proprement dite.	Maladie spécifique, contagieuse, transmissible.
Maladie généralement apyrétique, à moins de lésions graves ou étendues.	Maladie toujours accompagnée d'une violente fièvre.
La coloration rouge ou rosée est variable en étendue, de teinte uniforme.	Les taches rouges ou rosées de la période d'état sont séparées entre elles par des marbrures blanchâtres.
L'œdème de l'Erythème se confond insensiblement avec les parties voisines.	L'œdème de l'Erysipèle forme un bourrelet saillant au voisinage des parties saines.
L'Erythème est le plus souvent une affection modérément douloureuse.	L'Erysipèle est toujours très douloureux.
L'Erythème solaire ne se montre qu'à la suite d'une exposition aux rayons du soleil et apparaît simultanément sur plusieurs chevaux.	L'Erysipèle est une maladie liée à un état général prédisposant et se montre épidémiquement lors de certaines constitutions médicales spéciales.
L'Erythème est une affection locale, limitée à une surface restreinte et toujours blanche ou ladre.	L'Erysipèle a une marche envahissante qui peut devenir considérable. Il apparaît sur toutes les régions quelle que soit la coloration du tégument.

Les renseignements fournis par ce tableau sont suffisamment explicites. C'est donc un contre-sens clinique que de dire : *Erysipèle par insolation ;* il faut dire : *Erythème par insolation*, ou mieux *Erythème solaire.*

Anasarque. — Cette maladie, à sa période d'état, présente quelques points de ressemblance avec l'Anasarque ; cependant, si on se rappelle que cette dernière affection est toujours accompagnée de pétéchies, d'un état général asthénique, que les œdèmes se montrent partout (surtout dans les parties déclives) et sans se localiser aux surfaces blanches, qu'ils sont limités par un fort bourrelet, que le prurit n'existe pas, la confusion ne peut être de longue durée. Les symptômes ultérieurs corrigeraient d'ailleurs rapidement l'erreur.

Fièvre aphtheuse ; horse-pox. — Certaines maladies éruptives, telles que la fièvre aphtheuse, le horse-pox, accompagnées d'éruption autour de la bouche, des narines, pourraient rendre le diagnostic douteux. Mais ces affections sont localisées dans quelques régions bien déterminées où leur siège est indifférent. Elles ont en outre toutes des caractères assez nettement tranchés pour qu'elles ne puissent, dans aucun cas, être prises pour un Erythème solaire.

Morve. — En 1869, dans le *Recueil de Médecine vétérinaire*, M. Bonnet, alors chef de service à l'Ecole vétérinaire de Toulouse, a signalé la confusion possible entre la Morve et l'Erythème solaire. Il avoue que le premier cheval qu'on lui présenta atteint d'Erythème fut par lui considéré comme morveux, jusqu'à ce que M. Lafosse l'eût éclairé sur la nature de la maladie. La conclusion de son mémoire est des plus justes. « Si un cheval suspect de morve, dit-il, présente un Erythème aux lèvres, guérissez l'Erythème avant de vous prononcer sur la suspicion ».

Pronostic

L'Erythème solaire est une maladie cutanée, superficielle, le plus souvent sans gravité aucune. Quand il est limité, simple, il n'empêche pas l'utilisation du cheval ; il passerait même inaperçu d'un observateur non prévenu. Plus étendu et plus intense, il peut occasionner une indisponibilité de quelque durée par la fièvre et l'inappétence qu'il détermine. Les plaies, chutes de peau et autres complications en font un accident sérieux et fort pénible pour le cheval. Enfin, dans certains cas tout-à-fait exceptionnels (méningo-encéphalite), la maladie peut être mortelle.

L'Erythème de la face est plus grave que celui des membres eu égard aux complications qui surgissent facilement dans cette région et à la gêne respiratoire qui peut en résulter. L'Erythème général est rare, peu à craindre; localisée par places, l'éruption superficielle qu'il détermine ne tarde pas à sécher et à disparaître.

Etiologie

Ce chapitre un des plus intéressants, sinon le plus, emprunte quelques-uns de ses détails aux recherches faites par les médecins français. C'est en glanant dans le domaine de la pathologie humaine que nous avons trouvé des données particulièrement frappantes sur les causes de l'Erythème solaire.

Pour faciliter et rendre plus complète cette étude, nous la diviserons en trois parties:

Cause occasionnelle.
Causes prédisposantes.
Causes aggravantes et modifiantes.

1° Cause occasionnelle

Le nom d'Erythème solaire, donné à la maladie que nous venons de décrire, indique assez clairement quelle en est la cause occasionnelle. C'est en effet l'action calorifique intense des rayons du soleil sur les parties blanches, ladres et découvertes de la peau du cheval. Le nom vulgaire de *coup de soleil* qu'on lui a donné est donc une expression parfaitement juste.

Les rares vétérinaires qui se sont occupés de la question étiologique de cette affection, attribuent à l'influence de l'alimentation une grande part dans son apparition. Ils invoquent l'usage du sarrazin, comme fourrage vert, alors qu'il est en fleur, la luzerne récemment récoltée, le panais (Coulbaux), les fanes de pommes de terre niellées (Simon). M. Reynal va plus loin, il admet même que beaucoup d'autres plantes, certains fourrages nouveaux, peuvent occasionner la maladie.

Nous regrettons d'être en désaccord avec des confrères aussi autorisés, mais nous ne croyons pas à l'action d'une telle cause. Les chevaux sur lesquels nous avons constaté l'Erythème solaire n'avaient pour tout aliment que quelques kilos d'orge en grains, parcimonieusement distribués (4 kilos seulement) ; les fourrages verts ou secs leur faisaient absolument défaut ; donc, en l'espèce, il n'y a pas lieu de les incriminer.

Etant admis : que le soleil est la cause directe, immédiate et déterminante de l'Erythème solaire, il nous reste à établir quand et comment agit cette cause. Pour ce faire, nous allons préalablement entrer dans quelques généralités nécessaires relatives aux rayons solaires.

On désigne sous le nom de *spectre solaire*, une image oblongue produite par un rayon de lumière blanche, réfracté et décomposé en traversant un prisme de verre.

Cette image est formée de sept couleurs principales, qui se succèdent dans l'ordre suivant formant un alexandrin :

Violet, indigo, bleu, vert, jaune, orange, rouge.

Newton n'a connu du spectre solaire que la partie colorée, la partie visible, mais le spectre possède beaucoup plus d'étendue et se compose en réalité de trois parties distinctes :

1° *De rayons lumineux*, agissant sur la rétine et donnant successivement les sept couleurs simples.

2° *De rayons calorifiques*, situés au delà du rouge, n'excitant pas la vision, mais possédant une puissance calorifique beaucoup plus grande que les autres parties du spectre.

3° *De rayons chimiques*, au delà du violet, rayons encore impropres à la vision, d'un pouvoir calorifique très faible, mais doués d'une grande énergie chimique.

De là, dans le spectre, trois genres de propriétés : *lumineuses*, *calorifiques*, *chimiques*.

Nous laisserons à part comme n'étant que très secondaires à ce chapitre d'étiologie, deux autres espèces de rayons découverts par Becquerel, qu'il a nommés *continuateurs* et *phosphorogéniques*.

L'intensité des rayons lumineux a son maximum dans le jaune, son minimum dans le violet. L'intensité des rayons calorifiques est maxima vers le rouge, et, enfin, les rayons violets du spectre possèdent seuls, ou à peu près, les rayons chimiques.

De prime-saut on pourrait croire que les rayons calorifiques sont les agents déterminants de l'Erythème solaire, il n'en est cependant rien, aussi, n'étant qu'incidemment indispensables pour expliquer l'étiologie de cette affection, nous les passerons presque sous silence ainsi que les rayons lumineux. Les rayons *chimiques*, par contre, jouant le rôle prépondérant, nous allons les définir.

On donne ce nom à certains rayons qui abondent dans la lumière électrique ; ils sont en moindre proportion dans la lumière solaire et plus rares dans les lumières artificielles.

Ces rayons ont pour propriété de décomposer les oxydes d'or et d'argent (base de la photographie), l'eau ; c'est à eux que sont dus les phénomènes de la coloration et de la respiration des plantes (Caillet 1869, Paul Bert) ; ils exercent aussi une action manifeste sur la respiration cutanée de certains animaux inférieurs. Ils sont de plus en plus rares dans l'échelle chromatique à mesure qu'on s'éloigne du violet vers le rouge, tandis que c'est à ce niveau que les rayons calorifiques ont le plus d'intensité.

Ceci posé, il nous reste à parler d'une théorie émise par Bouchart, d'après les données fournies par Charcot et reproduite par Perroud à la Société des Sciences Médicales de Lyon, sur l'influence spéciale des rayons chimiques dans la production de l'Erythème.

« En 1858, dit Bouchart, Charcot communiqua à la Société de » Biologie quelques observations qui vont éclairer la question d'un » jour tout nouveau : elles ont trait aux phénomènes que détermine » sur la peau humaine, le rayonnement de l'étincelle électrique. Nous » allons reproduire en quelques mots ces observations.

» Deux chimistes distingués s'étant réunis pour faire des expé- » riences sur la fusion de certaines substances par la pile électrique (1) » opérérent à l'aide d'une pile de Bunsen forte de 120 éléments. Ils » étaient placés à cinquante centimètres des pôles et l'expérience ne » dura que vingt minutes. Le lendemain ils portaient tous deux sur la » face un Erythème pourpre, avec sentiment de gêne et de tension.

» Foucault, en attelant les unes aux autres des machines de » Ruhmkorff, parvint à obtenir des étincelles très énergiques, mais » dont la lumière était moins intense que celle de la flamme d'une » lampe à émailleur; elles lui occasionnèrent néanmoins des maux de » tête avec un Erythème douloureux de la face.

(1) La lumière électrique jouit des mêmes propriétés chimiques que la lumière solaire (Ganot).

» Depretz, en opérant avec une pile de Bunsen, forte de 600 éléments, fut pris presque immédiatement d'Erythème facial. »

Ces accidents ont évidemment la plus grande analogie avec le coup de soleil. A quoi doit-on les rapporter? Est-ce aux rayons calorifiques ? Mais ces différents expérimentateurs n'étaient pas incommodés par la chaleur. Est-ce aux rayons lumineux? Mais dans le cas de Foucault, la lumière de l'appareil n'avait qu'une très faible intensité.

Nous n'hésitons pas avec Charcot, à attribuer ces accidents à un troisième ordre de rayons que possède à un très haut degré la lumière électrique : nous voulons parler des rayons chimiques (Gintrax).

Cette opinion si vraisemblable, si séduisante, bien qu'hypothétique, a été reproduite par Perroud, qui a apporté de nouvelles preuves à l'appui de l'idée émise par Charcot. « Songez, dit Perroud, à la chaleur très intense à laquelle sont journellement exposés les cuisiniers, » les chauffeurs, mécaniciens, les verriers, etc. Comparez cette température élevée avec la chaleur très modérée du soleil de Mars ou » d'Avril, et convenez que, si les rayons calorifiques étaient la cause » du coup de soleil, les ouvriers que je viens de mentionner devraient » présenter au plus haut point cette affection cutanée. »

Assurément les arguments de Perroud renforcent la théorie de Charcot, mais, si ingénieuse, si séduisante que soit une théorie, elle a besoin de s'appuyer sur des faits rigoureusement constatés. Gintrax a cherché à la vérifier expérimentalement. Voici ses expériences ; il a opéré sur lui-même en recevant sur une lentille les différents rayons colorés. Dans une première expérience, il a opéré pour chaque rayon dans un temps donné de 30 secondes : Voici les résultats obtenus :

30 secondes	*Rayons violets*	: phlyctène.
	— *bleus*	: cuisson avec rougeur.
	— *verts*	: rougeur légère.
	— *jaunes*	: légère cuisson.
	— *rouges*	: rien : 0.

Ainsi la lumière violette qui est la plus riche en rayons chimiques a donné l'effet physiologique le plus intense ; la lumière rouge qui est, au contraire, la plus riche en calorifique, la plus pauvre en rayons chimiques a donné un résultat nul. Entre ces deux extrêmes, les différentes couleurs, suivant leur rang du spectre, ont produit une irritation cutanée de moins en moins marquée.

Dans une seconde série d'expériences, Gintrax chercha quel temps était nécessaire pour obtenir avec les différents rayons un effet physiologique identique. Voici les résultats :

Rayons violets ont, en 12 secondes, produit rougeur avec soulèvement de l'épiderme (phlyctène).

Rayons bleus ont, en 15 secondes, produit rougeur.

—	*verts*	—	18	—	rougeur avec cuisson.
—	*jaunes*	—	17	—	rougeur.
—	*rouges*	—	20	—	rougeur.

Ainsi la lumière violette, qui cependant a été employée pendant le temps le plus court, a néanmoins produit une véritable phlyctène, tandis que la lumière rouge, pendant un temps plus long, n'a produit qu'une rougeur.

De ces deux séries d'expériences, il résulte que l'intensité d'action rubéfiante des différentes parties du spectre est en rapport direct avec l'abondance des rayons chimiques et ne dépend nullement des rayons calorifiques. D'ailleurs, si on supprime ces derniers en faisant traverser à la lumière un corps doué d'un très faible pouvoir diathermane, mais capable de laisser passer les rayons chimiques, on arrive sensiblement aux mêmes résultats.

Concluons en disant que les rayons calorifiques ne sont pour rien dans la production de l'Erythème solaire et que cet accident est dû exclusivement à l'action des rayons chimiques (Gintrax).

« Ne sont-ce pas là des expériences remarquables, inattendues ?
» On pourrait presque dire : supprimez les rayons chimiques du spec-
» tre solaire et l'Erythème cutané disparaîtra. » (Jaccoud).

Examinons maintenant à quel moment se produit surtout cette maladie. Nous avons déjà dit que c'est au printemps (1) et sous l'influence du soleil matinal (7, 10 heures) tandis qu'on l'observe plus rarement en été alors que le soleil est bien plus chaud.

Pourquoi ? En premier lieu, les chaleurs du printemps impressionnent la nature beaucoup plus vivement que les chaleurs plus fortes de l'été ; la modification très brusque opérée à l'équinoxe grandit plus lentement jusqu'au solstice. Tous les êtres vivants subissent cette

(1) Il résulte des renseignements aussi nombreux que possibles que nous avons recueillis près d'officiers observateurs, que l'Erythème solaire apparaît au printemps. Nos remarques personnelles sont en concordance parfaite avec ces faits.

influence, avec cette différence cependant que certains d'entre eux, habitués à une température élevée, mais sujette à de faibles variations, ne sont que peu surpris par ces époques.

Perroud a fait d'ailleurs remarquer que « la quantité de rayons » chimiques de la lumière solaire n'est pas en rapport direct avec la » quantité de ses rayons lumineux et calorifiques ; en effet, l'image » photographique, qui est due uniquement aux rayons chimiques, se » produit beaucoup plus rapidement dans la matinée qu'au milieu du » jour. » Voilà donc l'explication de ce fait, que les rayons du soleil matinal occasionnent l'Erythème, tandis que les rayons du soleil de midi ou du soir sont sans influence sur la production de cette maladie. Partant de ce point, Perroud suppose que le soleil printanier est également plus riche en rayons chimiques, que le soleil d'été, et, conséquemment, la fréquence de l'Erythème vernal est toute expliquée.

Il est en outre parfaitement admis que le soleil du printemps est le point de départ de beaucoup de maladies, que des maux de tête très violents, des rhumes et des angines, se montrent subitement après une courte exposition à ses ardeurs solaires. Aussi est-ce de connaissance vulgaire de se bien garantir la tête à cette période de l'année.

Ces remarques n'ont pas échappé à l'attention des Arabes, témoins ces paroles que met dans la bouche d'un Chambi, le général Daumas, dans son livre : *Le Grand-Désert* : « Evitez les coups de soleil ; ne vous découvrez jamais la tête pendant l'automne et le printemps *surtout.* »

De ce qui précède, il résulte que l'Erythème solaire est une maladie du printemps, que cette saison a une influence particulière sur sa production.

2° Causes prédisposantes

L'action des rayons solaires est influencée par plusieurs causes que nous allons successivement examiner.

1° Emigration des Chevaux. — Les chevaux ayant du blanc, envoyés de France en Afrique, sont très susceptibles de contracter l'Erythème solaire. Des exemples nombreux nous ont prouvé l'évidence de ce fait. Tandis que les chevaux des chasseurs d'Afrique, des Arabes, des goums, qui participaient à nos marches ou suivaient nos colonnes, ne présentaient que très rarement des cas d'Erythème, les chevaux venus de France, étaient au contraire fortement éprouvés par cette affection. Cela résulte assurément d'un véritable acclimatement, d'une accoutumance spéciale aux températures élevées, corrélative à des modifications insaisissables à la vue, dans la peau ou dans sa couche pigmentaire. Ne sait-on pas en effet que la lumière brunit et pigmente la peau, que quelques jours mêmes suffisent pour arriver à ce résultat.

D'ailleurs les chevaux importés de France en Afrique acquièrent eux-mêmes cette accoutumance, cette modification dans l'appareil chromatogène de la peau qui la rend à la longue plus ou moins réfractaire à l'action noscive du soleil. Ainsi les chevaux érythémateux dans le nord de la Tunisie, pendant la première période de leur séjour en Afrique, ne le devinrent pas, un an, deux ans plus tard, dans l'Extrême-Sud, bien que la cause déterminante ait été assurément plus violente.

2° Absence de pigmentation de la peau. — § 1er. *Taches blanches naturelles.* — Nous savons déjà qu'une des caractéristiques de l'Erythème solaire du cheval est de ne se développer que sur les parties dépigmentées de la peau, sur les taches de ladre pileuses ou nues. (Sous ce nom de taches de ladre pileuses, nous désignons les marques en tête, les balzanes et toutes taches blanches de la robe, pourvues de poils, au niveau desquelles la peau est dépigmentée.) Il y a donc un rapport direct entre la composition du tégument externe et cette affection cutanée. Les chevaux à robe foncée, zains, ne sont pas atteints par cette maladie. Ce fait ne comporte aucune exception.

L'Erythème solaire peut par conséquent, se montrer sur les pelotes, étoiles, listes, belles-faces, balzanes, etc. Si quelquefois ces parties sont indemnes, il faut bien savoir, pour l'expliquer, que la coloration blanche des poils n'implique pas d'une manière absolue la dépigmentation de la peau, que les chevaux blancs ou de robe claire, rasés, sont noirs.

§ 2. *Taches blanches accidentelles.* — C'est également pour cela que les taches accidentelles produites par le harnachement, les blessures superficielles ou les frictions médicamenteuses ne sont pas atteintes d'Erythème solaire, malgré la coloration blanche des poils, parce que la pigmentation cutanée existe en abondance.

§ 3. *Taches blanches bordées ou mélangées.* — Quand les parties blanches sont *bordées*, c'est-à-dire, présentent à leur périphérie un mélange de poils blancs et de poils du fond de la robe, la surface absolument blanche est seule malade : la partie bordée ne participe pas à l'affection, et elle ne se desquamera pas avec la disparition de l'Erythème. Il en est de même quand les pelotes, les belles-faces, sont mélangées. Ces remarques sont absolues.

§ 4. *Ladre.* — Il est curieux de voir l'affection se circonscrire, se localiser mathématiquement aux parties ladres de la peau, sans empiéter sur les régions voisines blanches du tégument ayant un peu plus de pigment. L'affinité spéciale que présentent les rayons chimiques pour la peau dépourvue de granulations, se traduit ici d'une façon très remarquable. Rien n'est plus intéressant que de voir la plus petite tache de ladre s'approprier complètement l'affection et se sacrifier, en quelque sorte, pour préserver les parties blanches qui l'englobent.

Cette observation s'applique encore aux surfaces ladres, marbrées ou bordées. Dans ce cas également, les marbrures ladres sont seules frappées d'Erythème solaire et, quand la desquamation a lieu, elle se fait sous l'aspect troué d'une dentelle irrégulière dont les espaces libres correspondent aux parties noires de la peau. Le ladre étendu, généralisé à presque tout le corps, offre donc une grande prédisposition à cette maladie ; c'est alors qu'elle acquiert une gravité proportionnelle aux surfaces envahies.

De ces faits découle l'importance du rôle que joue le pigment dans l'apparition des maladies cutanées ; l'Erythème solaire, entre autres, est complètement subordonné à son abondance. Ce pigment disposé sous forme de granulations brunes ou noires dans les cellules profondes de l'épiderme, remplit vis-à-vis des rayons solaires l'office d'un véritable écran, absorbant et protecteur, prévenant les couches vasculo-nerveuses sous-jacentes. Rappelons que la quantité de granulations pigmentaires varie avec la coloration plus ou moins foncée de la peau sans influer en rien sur sa structure intime : les peaux noires en renferment le plus, les taches blanches et surtout les parties ladres n'en possèdent qu'une proportion très réduite.

Le pigment se développe abondamment sous l'influence des rayons ardents du soleil : c'est pourquoi les habitants des pays chauds (hommes et animaux) ont la peau brune ou noire, quelle que soit d'ailleurs la couleur du pelage, tandis qu'on observe une tendance à l'albinisme dans les pays septentrionaux.

Il est probable, e ı outre, que l'épiderme sert de rempart au derme contre les agents chimiques par lesquels il se laisse traverser bien plus difficilement que par les rayons calorifiques ou lumineux. Il participerait ainsi de la propriété qu'ont certains corps, tels que le bisulfate de quinine, le verre d'urane, d'absorber les rayons chimiques, propriété désignée sous le nom de *fluorescence*.

En somme, l'épiderme, par ses qualités physiques et par son pigment, forme une barrière protectrice indispensable contre les agents nuisibles de l'extérieur.

Les poils blancs quand ils sont abondants, épais, grossiers, s'opposent également à l'apparition de l'Erythème solaire et limitent souvent son extension vers le haut de la face et l'extrémité supérieure des balzanes. Ces poils sont d'ailleurs implantés sur une peau épaisse dont la pigmentation est probablement plus abondante que dans les peaux fines.

3° Causes aggravantes et modifiantes

Nombreuses sont les causes qui peuvent influencer la marche de l'Erythème solaire; la plupart d'entre elles sont assez évidentes pour qu'il ne nous soit pas nécessaire d'entrer dans de longs détails à leur sujet.

1° Marche contre le soleil. — Nous avons toujours remarqué que l'Erythème solaire se montrait à la suite d'une marche contre le soleil levant. Cela tient assurément à l'action directe et ardente des rayons solaires sur la face et à la persistance de cette cause.

2° Passage d'un cours d'eau. — Quelque paradoxal que puisse paraître l'intervention de ce facteur, nous avons remarqué que les chevaux, après avoir traversé un cours d'eau, y avoir bu, trempé le nez, la bouche et les membres, étaient plus exposés à l'Erythème solaire que dans les conditions ordinaires. Voici l'explication que nous donnons de ce fait. L'eau, surtout quand elle est tiède, ce qui est presque toujours le cas habituel dans les pays africains, dissout et enlève une partie des produits de la sueur et des glandes sébacées versés sur la peau. Le tégument, privé de cet enduit gras, qui le protège, devient plus sensible à l'action irritante des causes extérieures. En outre, l'évaporation rapide de l'eau détermine physiquement une réfrigération immédiate variable en intensité, suivie d'une congestion de réaction proportionnelle qui vient ajouter ses effets aux ardeurs du soleil, et, provoquer bien plus sûrement la maladie que si le cheval n'avait pas été mouillé.

Chez l'homme, il est d'ailleurs fortement recommandé sous peine d'insolation et d'Erythème de ne pas s'exposer au soleil après les ablutions, surtout celles du matin.

3° Vents du sud : sirocco. — Les vents du sud, *sirocco* ou *simoun*, jouent un rôle très actif dans la production de l'Erythème. Quelques bons esprits sont allés même jusqu'à prétendre qu'ils étaient les seuls agents actifs de l'affection. C'est là évidemment une exagération qui ne résiste pas à l'analyse puisqu'on voit la maladie apparaître alors qu'ils font complètement défaut. Ils agissent à la fois par leur longue durée, leur chaleur desséchante, les poussières sablonneuses, tenues, épaisses, brûlantes qu'ils transportent et projettent contre tout ce qu'ils rencontrent. Ces mêmes poussières sont aussi une cause d'aggravation du mal déjà déclaré, car ces matières étrangères s'introduisent dans les plaies, dans les crevasses, les irritent, les font gagner en surface et en profondeur, les rendant ainsi plus difficiles à guérir.

4° Réflexion des rayons solaires. — Les rayons qui émanent directement du soleil sont renforcés dans leur action par ceux qui arrivent par rayonnement des corps ambiants. De tous ces corps, le sable jouit au plus haut degré de la propriété de réfléchir les rayons chimiques. Viennent ensuite les surfaces blanches, la nature sablonneuse du sol, des préaux, les vastes étendues de sel cristallisé qu'on trouve en couches épaisses dans les chotts, sur le bord des lacs salés, etc. Il y a dans ce rayonnement une grande cause d'augmentation de la maladie.

5° Défaut d'abri. — Le manque d'abri ou de vêtement protecteur, ajoute à l'intensité d'action des rayons solaires, et, si l'on pouvait pratiquement revêtir les régions décolorées de la peau, il n'est pas douteux qu'on préviendrait certainement l'affection.

6° Frottements des diverses parties du harnais. — Il suffira de dire que les frottements réitérés peuvent à eux seuls faire apparaître un Erythème (d'un autre genre il est vrai), pour que l'on se rende compte immédiatement de l'influence aggravante qu'ils ont lors d'Erythème déjà formé. Aussi faut-il éviter soigneusement les frottements par les harnais, ainsi que ceux provenant des malades eux-mêmes. Leur disparition abrège considérablement la maladie.

7° TEMPÉRAMENTS. — Lorque le cheval a un tempérament lymphatique, une peau épaisse garnie d'un fort épiderme, une sensibilité obtuse, les prodromes sont moins apparents, la douleur moins vive, la chaleur plus difficile à percevoir. Par contre, les lésions consécutives sont souvent profondes et plus longues à guérir. L'œdème prend facilement des caractères phlegmoneux.

Si le cheval possède un tempérament nerveux, la maladie se montre brusquement avec des symptômes très accentués, mais elle disparaît généralement plus vite.

Si les tempéraments peuvent influer jusqu'à un certain point sur la forme de l'Erythème solaire, ils n'ont aucune action sur sa fréquence. La mauvaise alimentation, le travail exagéré, les mauvaises conditions atmosphériques peuvent modifier beaucoup la marche de la maladie, mais jamais ces conditions spéciales peuvent la créer de toutes pièces.

Traitement

Le traitement de l'Erythème est local et général.

Traitement curatif local. — Au début, imbibitions, lotions et fomentations de liquides astringents (solution d'acétate de plomb, de tannin, de sulfate de fer, à doses faibles). Plus tard, lotions émollientes à l'eau de son, onctions d'huile douce, applications de pommades adoucissantes. S'abstenir, dans ce dernier cas, de préparations dont l'axonge forme la base, mais préférer les compositions à base de glycérine, de vaseline ou de pétroléine qui ont l'avantage de ne pas rancir à l'air.

Irrigations sous toutes les formes : bains, douches, etc. L'action prolongée de l'eau est surtout remarquable. L'impression que fait éprouver le liquide, est d'abord assez vive, désagréable même ; plus tard, c'est un calmant par excellence. Nous nous rappellerons toujours à ce sujet le cheval *Enfonceur* du docteur B..., atteint d'Erythème solaire aux membres et à la face. Au début, le malade refusait énergiquement d'entrer dans l'eau, puis après quelques instants passés dans ce liquide, une réaction salutaire se produisait; il nettoyait lui-même ses plaies en agitant la tête dans le liquide; sa satisfaction était telle que lors du passage des rivières, étant malade, il n'hésitait pas à s'y plonger, entraînant avec lui son cavalier.

Quand il y a œdème considérable, avec complications de dyspnée, on peut recourir aux émissions sanguines locales, sous forme de mouchetures, mais le dégorgement qu'elles provoquent n'est que momentané; elles peuvent d'ailleurs entraîner un état phlegmoneux du mal. C'est pourquoi nous croyons bon de repousser ce moyen, quelque peu barbare, et d'attendre l'épuisement naturel de la maladie.

Pendant la période d'état, prendre des soins de propreté, ponctionner les abcès, détacher les croûtes, favoriser la sortie du pus, empêcher le contact des substances âcres (fumier) ou irritantes (boue, sable, poussière). Faire des pansements à la teinture d'aloès, à l'eau phéniquée. Quand il y a tendance à la gangrène, ranimer les parties malades par des liquides stimulants, alcool plus ou moins étendu, camphré, teinture de cantharides affaiblie, essence de térébenthine, etc. Eviter le contact de l'air en projetant sur les plaies des poudres absorbantes ou isolantes (poudre de charbon, d'amidon, de Corne, etc.).

Empêcher les frottements par une surveillance constante et des moyens d'attache appropriés. Eviter de se servir de la musette mangeoire dont le contact irrite les parties malades de la face. En outre, l'orge que l'on donne dans cet appareil, provenant la plupart du temps du pays même, renferme une quantité considérable de poussières qui se déposent sur le mal et en augmentent la gravité. Il vaut mieux donner l'orge par terre, dans une vanette ou sur une toile de tente.

Eviter la complication d'un nouveau coup de soleil au moyen d'un cache-tête ne laissant de la place que pour les yeux. On peut l'improviser au moyen de vieilles toiles de tente, de mouchoirs, etc. Théoriquement, il serait préférable de le confectionner avec de la toile verte, puisque cette couleur absorbe par excellence les rayons chimiques; mais, dans la pratique, la chose est difficile. On y obvie en disposant devant la face du cheval des branchages de tamarin, des touffes d'alfa, de dys, qui interceptent les rayons solaires. Ce dernier moyen nous a été d'un grand secours et a souvent suffi à lui seul pour améliorer l'état des malades. Il faut recommander, si possible, de mouiller fréquemment ces végétaux qui entretiennent alors une douce fraîcheur et conduisent la maladie plus rapidement vers la guérison.

Traitement curatif général. — Dans les cas bénins, il est ordinairement inutile d'ordonner un traitement général : on ne l'emploie guère que pour combattre les complications. Il faut alors recourir à la saignée pour éviter les congestions de l'encéphale, ou atténuer l'effet d'une affection trop accentuée. On peut également administrer du sulfate de soude, des purgatifs légers, quand les crottins sont coiffés, ou que l'on craint une métastase intestinale.

En somme, le traitement général n'implique rien de spécial ; il est sous la dépendance absolue des épiphénomènes qui peuvent survenir.

Régime. — Quand, par suite d'un Erythème de la partie inférieure de la face, les chevaux ne peuvent manger, il faut leur procurer des aliments de facile mastication, du vert, si c'est possible, des farineux ; ramollir les grains avec de l'eau tiède, afin de les rendre plus facilement masticables.

Prophylaxie

Les moyens prophylactiques que l'on peut mettre en usage pour empêcher l'apparition de l'Erythème solaire sont presque toujours inapplicables ; ils découlent tous des causes de l'affection qu'il s'agit de prévenir. Dans les rares conditions où on pourrait les employer, voici les principales indications à remplir :

1° Eviter l'émigration des chevaux de France en Afrique, au printemps principalement.

2° Eviter les marches du côté du soleil levant.

3° Eviter les passages de rivière et empêcher les chevaux d'y plonger profondément la face.

4° Pendant les haltes, tourner le cheval à l'opposé du soleil, de telle sorte que la tête se trouve à l'abri du corps.

5° Mettre les chevaux sous les arbres et non dans le voisinage des substances blanches rayonnantes.

6° Pour prévenir les parties blanches des effets d'une transpiration trop rapide, occasionnée par le sirocco ou le simoun, on peut, à l'instar des peuplades indigènes de l'Afrique, enduire ces régions de corps gras.

Les Arabes particulièrement frottent les parties blanches de leurs chevaux avec une décoction de henné (*Lawsonia inermis*). Pour eux c'est surtout dans un but d'ornementation, mais ce simple moyen suffit à prévenir l'Erythème solaire.

7° Fabriquer pour quelques chevaux fins (chevaux d'officiers surtout) des cache-tête. Ce procédé n'est pas nouveau ; déjà dans quelques provinces méridionales de la France, en Espagne et en Italie, on adapte sur la tête du cheval un chapeau de paille destiné à le préserver des ardeurs du soleil.

Dans le sud de l'Afrique, les cavaliers soigneux, aimant leur monture, confectionnent à leur intention un véritable cache-tête avec de la toile. Nous rappellerons, en terminant, que quand la chose n'est pas possible, on peut employer des branchages d'arbres verts, des touffes de végétaux qu'on fixe devant la face. Ce moyen prophylactique est facile à employer ; c'est en outre un mode de traitement qui nous a rendu les plus grands services.

Reims. — Imprimerie et Lithographie MATOT-BRAINE, rue du Cadran-Saint-Pierre, 6

www.ingramcontent.com/pod-product-compliance
Ingram Content Group UK Ltd.
Pitfield, Milton Keynes, MK11 3LW, UK
UKHW022153170726
13837UKWH00004B/1968